# MALADIES

DES

# ORGANES DE LA DIGESTION

## GUÉRISON

### DES DIARRHÉES AIGUËS ET CHRONIQUES

#### DE LA CHOLÉRINE ET DE LA DYSSENTERIE

par le

# BISMUTH PHOSPHATÉ

DE

## F. FAUCHET

Docteur en Médecine et Pharmacien de 1re Classe.

34, BOULEVARD DE CLICHY, 34,

—

PARIS

# MALADIES

### DES

## ORGANES DE LA DIGESTION

## GUÉRISON

#### PAR LE

## BISMUTH PHOSPHATÉ

# AVANT-PROPOS

La Thérapeutique ne possédait jusqu'à ce jour aucun médicament spécial, d'un emploi facile, d'un effet certain, pour la prompte guérison des maladies des organes digestifs qui se manifestent par des Dispepsies, des Diarrhées et des Flux intestinaux de toute nature.

Le nouveau médicament que nous livrons à l'art de guérir, peut être considéré comme un spécifique contre ces maladies, et fournit ainsi à la matière médicale un agent précieux qui lui manquait.

Il est extrêmement important d'arrêter, dès le début, la marche des affections intestinales. En effet, lorsque les premiers soins sont négligés, le mal prend souvent un caractère grave, exerce une influence funeste sur tout l'organisme, et bientôt on voit survenir l'anéantissement des forces, la maigreur, l'anémie, enfin la mort, surtout chez les enfants.

Il sera désormais facile de se donner ces premiers soins, et d'obtenir la guérison de la maladie, même déjà parvenue à un certain degré d'intensité. Notre médicament a fait ses preuves depuis longtemps. Composé d'éléments connus de la science, il présente de nouveau l'association de ces éléments divers qui généralise et accroît l'efficacité de chacun d'eux, et le mode de préparation qui le rend d'un emploi facile en voyage ou chez soi. Il se conserve indéfiniment, ce qui permettra d'en avoir toujours dans les localités isolées, en mer, dans les pays lointains, partout où il est difficile de se procurer les secours de la médecine.

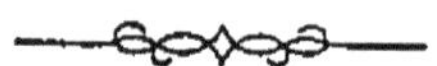

*Le Prospectus ci-joint complétera les indications sommaires qui précèdent.*

# BISMUTH PHOSPHATÉ

DE

## F. FAUCHET

Docteur en médecine et Pharmacien de Première Classe,
**Boulevard Clichy, 34, à Paris**

## DRAGÉES

### Anti-Diarrhéiques, Anti-Dyssentériques, Anti-Cholériques

L'association du Sous-Nitrate de Bismuth et du Phosphate de Chaux, est une préparation nouvelle qui réunit la puissance de médicaments dont l'efficacité n'est plus discutée.

Présenté sous forme de Dragées, le Bismuth phosphaté est extrêmement agréable et absolument inoffensif, malgré la puissance de ses effets.

Il fortifie le système osseux, fait disparaître les troubles digestifs de l'estomac et de l'intestin. Il arrête promptement, **SOUVENT EN QUELQUES HEURES**, *les Diarrhées séreuses, muqueuses, dyssentériques, cholériformes;* celles qui précèdent toujours *l'invasion du Choléra*, dont ce médicament est le préservatif le plus assuré.

Son efficacité est surtout remarquable dans les affections de l'enfance qui se rapportent à celles que nous venons de signaler chez l'adulte. C'est la préparation par excellence pour guérir l'épuisement diarrhéique et les désordres qui proviennent de la dentition et de l'alimentation défectueuse dans le premier âge.

## MODE D'EMPLOI

*Contre les Diarrhées et les Flux intestinaux de toute nature.*

La dose ordinaire pour un adulte est de **vingt-cinq** Dragées par jour, et pour les enfants, de **dix à vingt** par jour, suivant l'âge.

Elles peuvent se manger comme les dragées ordinaires, ou être prises avec un peu d'eau.

Il est toutefois préférable de mettre vingt-cinq dragées dans cinq cuillerées d'eau. On agite souvent. — Elles se liquéfient *en moins d'une heure*, et l'on a ainsi obtenu une potion extrêmement agréable au goût, que l'on prendra de deux heures en deux heures, par cuillerées à bouche pour les adultes, et par cuillerées à dessert ou à café pour les enfants. — *Il sera nécessaire d'agiter avant de s'en servir.*

Cette même préparation pourra se donner en lavements si l'état du malade l'exige.

Dans les cas graves, les doses ci-dessus prescrites pourront être doublées sans inconvénients. Le médecin, qu'il faut autant que possible appeler en pareille circonstance, modifiera s'il le juge à propos, le mode d'emploi indiqué d'une manière générale.

Le régime hygiénique à suivre pendant le traitement se bornera à observer la diète, ou du moins à ne faire usage que d'aliments légers.

Dans le cas où la soif deviendrait insupportable, le malade pourra prendre de l'eau de Riz, de l'eau de Gomme, ou une infusion légère de plantes émollientes.

## COMME RECONSTITUANT

*Et fortifiant du système osseux, et aussi contre les Dyspepsies, Pituites, Aigreurs, Coliques, Vents, Flatuosités, Ballonnements, Borborygmes, Névroses de l'estomac.*

Le **Bismuth Phosphaté** se prendra tous les jours à la dose de deux à quatre dragées avant chaque repas.

**Prix du Flacon de 100 Dragées : 4 francs.**

UN SEUL FLACON PEUT GUÉRIR PLUSIEURS MALADES

## F. FAUCHET,

*Docteur en Médecine et Pharmacien de première classe, 34, boulevard Clichy, à Paris.*

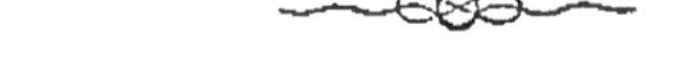

# AUTRES MÉDICAMENTS

### SPÉCIAUX A LA MAISON

## SUCRE PURGATIF A LA VANILLE

Purgatif agréable, d'un effet toujours certain. Il provoque l'évacuation de la bile et des humeurs. Indispensable dans le traitement des dyssenteries, conjointement avec le **Bismuth Phosphaté.**

**Prix : UN franc.**

# SIROP PECTORAL CALMANT

Très-efficace pour la guérison des Rhumes, Bronchites aiguës ou chroniques, Asthmes, Irritations de Poitrine. Il empêche les étouffements et facilite l'expectoration.

**Prix : la Bouteille : 1 fr. 50.**

---

## EXTRAIT FLUIDE DE QUINQUINA

Pour préparer soi-même. instantanément, d'excellent Vin de Quinquina.

**La Dose pour une Bouteille : UN franc.**

---

# POUDRE DENTIFRICE SUPÉRIEURE

*La Boîte : **2** fr.*

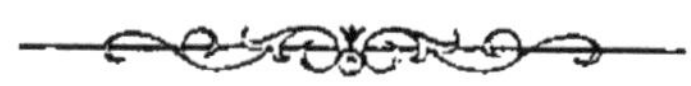

# PREFACE

The art of Healing has hitherto possessed no special medicine which, easy in its use and certain in its effect, operates as a prompt cure for the diseases of the digestive organs which manifest themselves by Dyspepsy, Diarrheas and all kinds of intestinal Fluxions.

The new medicine which we add'to the list of those employed in Therapeutics may be considered as a specific against these diseases, and it thus furnishes, the *materia medica* a precious agent which was lacking.

It is of the utmost importance to arrest at its the beginning, the progress of the intestinal affections. In fact, when the first attentions are not given, the disease often assumes a serious character, exercises a fatat influence over the whole constitution, and loss of strength, leanness, impoverishing of the blood, fiually death, espicially among children, soon follows.

It will henceforth be easy to give oneself these first attentions, and to cure the disease even though it has already a certain degree of intensity. Our medicine has stood its test this long time. Composed of elements known to science, it presents nothing new but the combination of these diverse elements, which generalise and increase the efficacy of each one, and the mode of preparation which renders its use easy either while traveling, or at home. It can by preservered indefinitely, by which means it can always be had at hand, in isolated places, on sea, in distant countries, every where it is difficult to obtain medical advice and assistance.

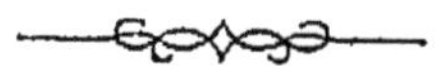

*The annexed prospectus completes the summary indications which precede.*

# PHOSPHATE OF BISMUTH

PREPARED BY

## F. FAUCHET

Medical doctor and dispensing chimist and druggist
of the first Class

**34, Boulevard Clichy, Paris**

## LOZENGES

To cure Diarrhea, Dysenterie and Cholera

The mixture of the Sub-Nitrate of Bismuth
and Phosphate of Lime is a new preparation
which unites the strength of medicines whose
efficacy is no longer questioned.

Given in the form of lozenges the Phosphate
of Bismuth, has a very agreable taste and is
absotutely inoffensive, nothwithstanding its po-
werful effects.

**It fortifies the bony structure, causes to
disappear the difficulties of digestion arising from the stomach and the intestines.** It
promptly arrests, **OFTEN IN A FEW HOURS,**
*all serous mucous, dysenterie and choleric diar-
rhœas;* all, in a word, which precede the *invasion of the Cholera,* for which it is the surest
preservative.

Its efficacy is principally remarkable in the
affections of infancy which are relate to those
which we have just mentioned in theadult. It

1.

the preparation *par excellence* to cure tightness and hardness of the bowels in children, weakness, and all the disorders arising from the growth of teeth and deficient food in early infancy.

## ITS USE

*in Diarrhœas and intestinal Fluxions of every kind.*

The ordinary dose for an adult is **twenty-five** Lozenges a day, for children, from **ten to twenty** a day, according to the age.

They can be taken like ordinary Lozenges, or with a little water.

It is nevertheless preferable to put twenty-five Lozenges in five table-spoonfuls of water. Shake the whole often, and in less than an hour the Lozenges will be dissolved. This roduce is an extremely agreeable potion, which must be taken every two hours, in doses of a table-spoonful for adults, and tea-spoonful for children. *It is necessary to shake it before using it.*

This same preparation may be given by injection if the state of the patient demands it.

In serious cases the above doses may be doubled without inconvenience. The physician, who is always to be sent for, if possible, in such circumstances, will, if he judges it necessary, modify the use four remedy that we have generally indicated.

The hygienic dieta to be followed during the treatment consists in observing the fast, or at least in using only light food.

In case the thirst of the patient becomes insupportable, he could take Rice-water, Gumwater, or a light infusion of emollient plants.

## TO RETABLISH

*And fortify the bony system, and as a remedy for Dyspepsia. Phlegm, Sourness, Colic. Winds, Flatuosity, Swellings, Rumblings and Nevrosis of the Stomach.*

The **Phosphate of Bismuth** must be taken every day in a dose of two or three Lozenges before each meal.

**Price of the Flask of 100 Lozenges, 3 sh. 6 p.**

A SIMPLE FLASK CAN CURE SEVERAL PERSONS

### F. FAUCHET,
*Medical Doctor, dispensing Chemist and Druggist of the first class, 34, boulevard Clichy, Paris.*

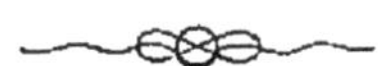

# OTHER MEDICINES
PREPARED BY THIS HOUSE ONLY

PURGING SUGAR A LA VANILLE.

An agreeable purgative always sure in its effect. It provokes the evacuation of the Bile and of the humours. It is indispensable in the treatment of dysenteries conjointly with the **Phosphate of Bismuth**.

**Price : 20 p.**

## CALMING PECTORAL SIRUP,

Very efficacious in the cure of Colds, Bronchitis, acute and chronic, Asthmas, Breast complaints. It prevents difficully of breathing and facilitates expectoration.

**Price of the Bottle : 1ˢ/6.**

## FLUID EXTRACT OF QUINQUINA

To prepare easy oneself and giving instantaneously all excellent Wine of Quinquina.

**The dose for one Bottle : 1ˢ.**

## SUPERIOUR TOOTH POWDER

**2 frs. the Box.**

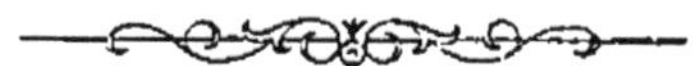

# Vorwort

Die Therapeutik besass bis auf den heutigen
Tag kein Special-Heilmittel von leichter Anwendung & sicherem Erfolg für die schnelle Heilung
der Krankheiten der Verdauungsorgane, welche
sich in Diarrhœen, Dyspepsien & inneren Flüs-
sen aller Art æussern.

Das neue Heilmittel, welches wir der Heilkunst
übergeben, kann als Specificum gegen diese Krankheiten angesehen werden & verschafft somit der
*materia medica* ein schætzbares Agens, welches ihr
bis jetzt fehlte.

Es ist æusserst wichtig, den Lauf innerer Krankheiten von Anfang an aufzuhalten, denn, werden
dieselben im Anfange vernachlæssigt, so nimmt das
Uebel oft einen bedenklichen Karakter an, übt
einen schædlichen Einfluss auf den ganzen Orga-
nismus aus & oft treten Aufzehrung der Kræfte,
Magerkeit, Blutarmuth, endlich, besonders bei
Kindern, der Tod ein.

1..

Es wird in Zukunft leicht sein, sich diese erste Pflege zu verschaffen & Heilung der Krankheit zu erlangen , selbst wenn sie schon einen gewissen Grad der Heftigkeit erreicht hat. Unser Medicament hat seine Probe schon seit langem bestanden. Zubereitet mit Elementen von der Wissenschaft bekannt, bietet sie nichts Neues dar als die Verbindung dieser verschiedenen Elemente, welche die Wirksamkeit jedes einzelnen derselben verallgemeinert & vergrœssert, & die Art der Zubereitung, welche den Gebrauch desselben leicht macht, sei es auf der Reise oder zu Hause. Es erhælt sich unendlich, und erlaubt deswegen sich desselben unter allen Umstænden zu bedienen, in abgelegenen Orten, auf dem Meere, in fernen Lændern, überall wo es schwierig ist, sich die Hülfe der Medicin zu verschaffen.

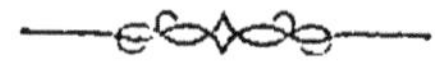

*Der beiliegende Prospectus wird die vorausgehenden summarischen Angaben vervollstændigen.*

# WISMUTH - PHOSPHAT

VON

**F. FAUCHET**

Doctor der Medecin und Pharmacie erster Klasse

**Boulevard Clichy, 34, in Paris.**

## Pillen
## Gegen Diarrhœe, Dyssenterie & Cholera.

Die Verbindung des basisch salpetersauren Wismuth-Oxyds & des schwefelsauren Kalks ist eine neue Bereitung, welche die Stærke von Heilmitteln vereinigt, deren Wirksamkeit nicht mehr bestritten wird.

Dargestellt in Gestalt von Pillen ist das Wismuth-Phosphat æusserst angenehm & vollstændig unbeschædigend, trotz der Macht seiner Wirkung.

**Es kræftigt das Knoohengerüst & læsst die Stœrungen der Verdauung, des Magens & der Eingeweide verschwinden.** Es heilt schnell, **OFT IN WENIGEN STUNDEN,** *wœsserige, schleimichte, dyssenterische & cholerische Diarrhœen* auf, welche immer dem *Auftreten der Cholera* vorausgehen, daher ist es auch das sicherste Præservativ-Mittel gegen diese.

Seine Wirksamkeit ist besonders bemerkenswerth bei Kinderkrankheiten, die denjenigen entsprechen welche wir soeben bei Erwachsenen angegeben haben. Es ist das echte Mittel gegen

Bauchgrimmen, Abschwæchung & alle Stœrungen, welche vom Zahnen oder mangelhafter Nahrung im ersten Alter herrühren.

~~~~~~

## ART DER ANWENDUNG

Gegen Diarrhœen & innere Flüsse aller Art ist die Dosis für einen Erwachsenen **25 Pillen** tæglich & für Kinder **10-20** Pillen, je nach dem Alter.

Man kann sie essen wie gewœhnliche Zucker-erbsen oder sie mit ein wenig Wasser nehmen.

Es ist jedoch vorzuziehen, 25 Pillen in 5 Lœffel voll Wasser zu thun und es œfters zu schütteln. In weniger als einer Stunde lœsen sie sich auf, & man erhælt so ein Getrænk welches man von 2 zu 2 Stunden nimmt, je einen Suppenlœffel für Er-wachsene & einen Dessert- oder Kaffeelœffel für Kinder. — *Vor dem Gebrauche muss es immer geschüttelt sein.*

Dieselbe Zubereitung kann auch in Waschun-gen beigebracht werden, wenn der Zustand des Kranken es verlangt. In schweren Fællen kœnnen die oben vorgeschriebenen Dosen ohne Unan-nehmlichkeiten verdoppelt werden. Der Arzt, den man wo immer mœglich in solchen Fællen herbei-rufen mag, wird, wenn er es für gut findet, die oben im Allgemeinen angegebene Art der Anwendung modificieren. Das zu befolgende hygienische Ver-fahren wæhrend der Behandlung beschrænkt sich auf die Beobachtung der Diæt oder wenigstens darauf, nur leichte Nahrungsmittel zu geniessen.

Sollte der Durst unertræglich werden, so kann der
~~~~~~

Kranke Reis- oder Gummiwasser oder einen leich-
ten Aufguss von beruhigenden Pflanzen trinken.

## ALS MITTEL

*Das Knochengerüst wieder herzustellen und zu kräf-
tigen, und ebenso gegen Dyspepsie, Phlegma,
Gereiztheit, Colik, Winde, Poltern und Knurren
des Magens,*

Nimmt man das Wismuth-Phosphat alle Tage
vor jeder Mahlzeit in Dosen von 2-4 Pillen.

### Preis der Flasche von 100 Pillen : 4 fr.

EINE EINZIGE FLASCHE KANN MEHRERE KRANKE HEILEN

F. FAUCHET,
*Doctor der Medecin & Apotheker
erster Klasse.
34, Boulevard Clichy, in Paris.*

# ANDERE MEDICAMENTE

## DEM HAUSE ANGEHÖREND.

## PURGIERENDER VANILLA - ZUCKER

Ein angenehmes Reinigungsmittel von immer
sicherem Erfolge. Es bewirkt Entleerung der Galle
& der Sæfte. Unentbehrlich bei der Behandlung
von Dyssenterie, in Verbindung mit **Bismuth-
Phospat.**

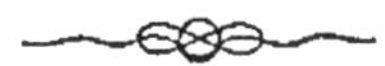

### Preis : 1 fr.

1...

# Beruhigender Brustsprup

Sehr wirksam für die Heilung von Verkæltung,
acuter & chronischer Bronchitis, Engbrüstigkeit,
Reizungen der Brust. Verhindert das Stocken des
Athems & erleichtert den Auswurf.

**Preis : die Flasche, 1 fr. 50.**

---

## FLÜSSIGER QUINQUINA-EXTRACT

Um sich selbst in einem Angenblick ausgezeichne-
ten Quinquina Wein zu bereiten.

**Die Dosis für eine Flasche : 1 fr.**

---

## HÖHERES ZAHNPULVER

**Preis : die Kapsel 2 fr.**

No tenia hasta ahora la Terapeutica ningun medicamento especial, de uso facil y de resultados ciertos para la pronta cura de las enfermedades de los organos digestivos, que se manifestan por la Dispepsis, Diarreas y Flujos intestinales de toda clase.

El nuevo medicamento que ofrecemos al arte de curar puede considerarse como un especifico contra estas enfermedades, suministrando asi a las sustancias medicales un agente precioso de que carecian.

Es sumamente importante detener, desde el pricipio la marcha de las afecciones intestinales.

En efecto descuidado el mal en sus primeros momentos, suele tomar un caracter grave, ejeve una in fluencia funesta sobre todo el organismo y pronto sobrevienen el aniquilamiento de las fuerzas, la flaqueza, la anemia y por fin la muerte, sobre todo entre los niños.

En adelante será facil pronuncarse ertos primeros

remedios y lograr la curacion de la enfermedad aun despues de haber llegado á cierto grado de intensidad.

Hace mucho tiempo que nuestro medicamento ha hecho sus pruebas; compuesto de elementos concidos de la ciencia, nada nuevo preseuta, a no ser la asociacion de estos diversos elementos generalizando y acrecen tando la eficacia de cada de ellos, y la manera de prepararle que le hace facil de emplear tanto en viage como en casa. Consérvase indefinidamente, lo que permite tenerle siempre, en las localidades aisladas, en el mar, en los paises lejanos, y doquiera que sea dificil procurarse los auxilios de la medicina.

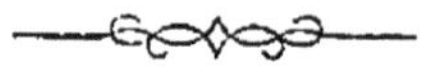

*El prospecto adjunto complitará las indicaciones sumarias que preceden.*

# BISMUTO FOSFATADO

DE

## F. FAUCHET

Doctor en medicina y Farmacéutico de primera clase,
**Boulevard Clichy, 34, à Paris.**

## GRAGEAS

### Contra la Diarrea Disenteria y Colerina

La asociacion del Sub-Nitrato de Bismuto y del Fosfato de cal, es una preparacion nueva que reune el poder de medicamentos cuya eficacia está ya fuera de discussion.

Presentado bajo la forma de Grajeas, el Bismuto fosfatado es sumamente agradable y absolutamente inofensivo, á pesar del poder de sus efectos.

**Fortalece el sistema huesoso, hace desaparecer las perturbaciones digestivas del estomago y de los intestinos. Detiene con prontitud. NO POCAS VECES EN ALGUNAS HORAS,** *las Diarreas serosas, mucosas, dissentéricas, coleriformes;* las que preceden siempre a la invasion del coléra contra el que son un preservativo seguro.

In eficacia es notable especialmente en las afecciones de la niñez, que se relacionan con las que acabamos de senalar en el adúlto

Es la preparacion por excelencia para curar el *carreau*

(dolor de vientre) la debilidad y todos los desordenes que son la consecuencia natural de la denticion, de la alimentacion defectuosa de la niñez.

## MANERA DE USARLO

*Contra las Diarreas y los Flujos intestinales de toda clase.*

La dosís ordínaria para un adulto es de **veinticinco** Grageas al dia; para los niñoz de **diez á veinte** diarias, segun la edad del enfermo.

Se puede comerlas como las Grajeas ordinarias, ó tomarlas con un poco de agua.

Sin embargo más vale poner veinticinco Grajeas en cinco cucharadas de agua, se agitán á menudo.

Se hacen liquido en ménos de una hora y de este modo se obtiene una bebida de muy buen gusto que se tomará, cada dos horas, los adultos en una cuchara grande, y los niños en una pequeña, ó cucharita de cafe. — *Es menester agitar el medicamento, antes de hacer uso de el.*

La misma preparacion puede darse en lavativas si lo exije el estado del paciente.

En casos graves, se podrá aplicar sin inconveniente una dosis doble de las prescritas. El medico, a quien se há de llamar, si posible fuere en semejantes circunstancias, modificará, si lo cree oportuno, la manera de emplearlo indicada aqui de un modo general.

El regimen higienico que se debe seguir mientrás dura el tratamiento, consiste en guardar dieta, ó al menos en no tomar más que alimentos ligeros.

Si la sed llegase à ser insufrible, el enfermo podrá tomar agua de Arroz, agua de Goma, ó una infusion ligera de plantas emolientes.

## PARA RECONSTITUIR.

*Y fortalecer el sistema huesoso y tambien contra los Dispepsias, Pituita, Acedias, Vientos, Flatos, Movimientos de los intestinos, Borborigmos, Nevrosis det estomago.*

El **Bismuto Fosfatado** se tomará todos los dias en dosis de dos a cuatro grageas antes de cada comida.

**Precio del Frasco de 100 Grajeas : 4 francos.**

VARIOS ENFERMOS PUEDEN CURARSE CON UN SOLO FRASCO

## F. FAUCHET,

*Doctor en Medicina y Farmaceutico de 1ra classe, 34, boulevard Clichy, en Paris.*

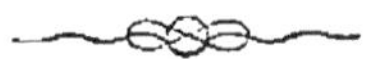

# OTRAS MEDICINAS ESPECIALES

DE LA MISMA CASA

## AZUCAR PURGANTE CON VAINILLA

Purgante agradable, de efecto siempre cierto. Provoca las deposiciones de la bilis y de los humores. Indispensable en el tratamiento de las disenterias, junto con el Bismuto fosfatado.

**Precio UN franco.**

# JARABE PECTORAL CALMANTE

Muy eficaz para curar de los Constipados, Bronquitis agudas ó crónicas. Asmas, Irritaciones del pecho. Impide las sofocaciones y facilita la expectoracion.

**Precio : la botella 1 fr. 50 cent.**

# EXTRACTO FLUIDO DE QUINA

Para prepararse uno mismo, instantaneamente excellente Vino de Quinina.

**La Doeis para una Botella : 1 franco.**

# POLVOS DENTIFRICOS SUPERIORES

**La Caja : 2 francos.**

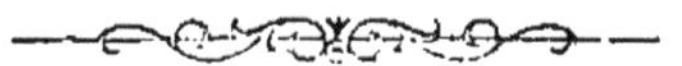

# AVVISO

Fino a questo giorno la Terapeutica non possedeva alcun medicamento speciale, d'un impiego facile, d'un effetto certo per la pronta guarigione degli organi digestivi, che si manifestano colle digestioni laboriose, Diarree flussi e intestinali d'ogni natura.

Il nuovo medicamento che noi presentiamo all'arte di guarire, può essere considerato come uno specifico contro queste malattie, e così fornisce alla materia medicale un' agente prezioso che le mancava.

È importantissimo d'arrestare, dal principio, il cammino delle affezioni intestinali. In fatti, quando le prime cure sono trascurate, il male prende spesso un carattere grave, esercita un'influenza funesta su tutto l'organismo, e quanto prima sopraggiungono, l'annichilazione delle forze, la magrezza l'anemia, e finalmente la morte, soprattutto nei ragazzi.

Oramai sarà facile di darsi queste prime cure, ed ottenere la guarigione della malattia, arrivata anche ad un certo grado d'intensità. Il nostro medicamento ha fatto le sue prove da lungo tempo. Composto d'elementi conosciuti dalla scienza, non presenta di nuovo che l'associazione di questi elementi diversi che generalizza ed accresce l'efficacia di ciascun di loro, e la maniera di preparazione che lo rende d'un impiego facile in viaggio e in casa propria. Esso conservasi indefinitivamente, il che permetterà d'averne sempre nelle località isolate, in mare, nei paesi lontani, pertutto dove sarà difficile il procurarsi i soccorsi della medicina.

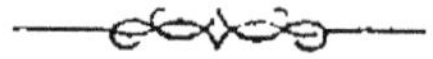

*L'avviso qui unito completerà le indicazioni sommarie che precedono.*

# BISMUTTE DI FOSFATATO

DI

## F. FAUCHET

Dottore in Medicina et Farmacista di prima classe
**Boulevard Clichy, 34, à Paris.**

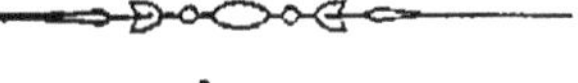

## CONFETTI

Anti-Diarretici, Anti-Dissenterici, Anti-Colerici.

L'unione del subnitrato di Bismutte e del Fosfato di calce è una nuova preparazione, che riunisce la potenza di medicamenti la cui efficacia non è più discussa.

Presentato sotto forma di confetti, il Bismutte fosfatato è estremamete piacevole e assolutamente inoffensivo, malgrado la potenza de' suoi effetti.

**Esso fortifica il sistema ossoso, fa scomparire i disordini digestivi dello stomaco e dell'intestino, arresta prontamente, SPESSO IN ALCUNE ORE,** *le diarrie secose, mucose, dissenteriche, coleriforma*; quelle che precedono sempre l'invasione del colera, di cui è il preservativo più sicuro.

La sua efficacia è soprattutto rimarcabile nelle affezioni dell'infanzia che si riferiscono a quelle che testè abbiamo segnalate negli adulti.

È la preparazione per eccellenza per guarire l'ostruzione (*arreau*), il rifinimento, e tutti i disordini che provengono dallo spuntar dei denti, dall'alimentizio difettoso della prima età.

## MANIERA D'IMPIEGO

*Contro le Diarrée ed i Flussi intestinali d'ogni natura*

La dose ordinaria per un adulto è di **venticinque** confetti al giorno, e per i ragazzi, di **dieci a venti,** confetti al giorno, secondo l'età.

Si possono mangiare come i confetti ordinari, o prendersi con un poco d'acqua.

Tuttavia, sarà preferibile di mettere venticinque confetti in cinque cucchiaiate d'acqua, si agita spesso. Essi si liquefanno *in meno d'un' ora*, e così s'otterrà una bevanda estremamente grata al gusto, quale si prenderà ogni due ore, a cucchiaiate a bocca per gli adulti, ed a cucchiaiate da frutta o da caffè per i ragazzi. — *Sarà necessario l'agitare prima di servirsene.*

Questa stessa preparazione potrà darsi in serviziale, se lo stato dell'ammalato lo richiede.

Nei casi gravi, le dosi qui sopra prescritte potranno raddopiarsi senza inconvenienti. Il medico che si deve chiamare per quanto si può in simile circostanza, modificherà, se crede bene, la maniera d'impiego indicato in modo generale.

Il regime igienico a seguirsi durante la cura si limiterà ad osservare la dieta, o almeno non far uso che d'alimenti leggieri.

Nel caso in cui la sete diven isse isopportabile, il malato potrà prendere dell'acqua di Riso, dell'acqua Gommata, od un infusione leggiera di piante emollienti.

## COME RICOSTITUENTE

*E fortificante del sistema ossoso ed eziandio contro le Digestioni laboriose, Flemma, Acrimonie, Coliche, Venti, Flatuosità, Barbogliamenti, Gorgogli, Affezioni di stomaco.*

Il **Bismutte Forfatato** si prenderà ogni giorno alla dose di due o tre confetti prima d'ogni pasto.

**Prezzo della Boccetta di 100 Confetti : 4 fr**

UNA SOLA BOCCETTA PUÒ GUARIRE DIVERSI AMMALATI.

F. FAUCHET.

Dottore in medicina e farmacista di prima classe.

Boulevard Clichy, 34, à Paris.

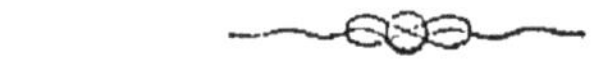

# ALTRI MEDICAMENTI

SPECIALI ALLA CASA.

ZUCCHERO PURGATIVO CON VANIGLIA.

Purgativo piacevole d'un effetto sempre certo. Esso procura l'evacuzione della bile e degli umori, Indispensabile nelle cure delle dissenterie, unitamente col Bismutte fosfatato.

**Prezzo : franchi UNO.**

# SIROPPO PETTORALE CALMANTE

Efficacissimo pella guarigione dei Raffreddori, Bronchi acuti o cronici, asme, irritazioni di Petto. Impedisce i soffocamenti e facilita l'espurgazione.

**Prezzo : 1 fr. 50 cent. la Bottiglia.**

---

## ESTRATTO FLUIDO DI CHINACHINA.

Per preparare da sè, all'istante, eccellente vino di chinachina.

**Le dose per una Bottiglia : UN franco.**

---

## POLVERE DENTRIFICE SUPERIORE

**La Scastola : DUE franchi.**

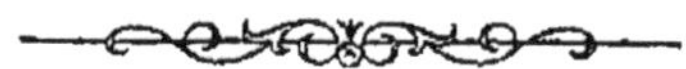

# AVISO

A Therapeutica naô dispunha de medicamento
algum especial, de uzo facil e de effeito certo,
para o curativo prompto das molestias dos orgaôs
digestivos, que se manifestaô pela dyspepsia,
diärheia, e fluxos intestinaes de qualquer natu-
resa.

Hoje porem o medicamento que offerecemos á
arte de curar, pode sêr considerado como um
especifico contra as molestias a cima declaradas
e para a materia medica um precioso auxiliare
que lhe faltava.

Convem, e é urgentissimo fazer parar desde o
começo, a marcha dos incommodos intestinaes;
porisso que, desde que faltâo os primeiros cuidados,
o mal toma um caracter agudo e exerce funesta
influencia sobre todo o organismo, seguindo se

linalmente o enfraquecimento das forças, a ma-
gresa, a anemiia, e a morte, principalmente nas
crianças.

Seá facil empregar os primeiros cuidados e
obter-se o curativo da molestia, quando mesmo
em chegado a certo gräo de intensidade. O nosso
medicamento tem-no assaz provado desde muito
tempo. Composto de elementos conhecidos, naô
apresenta de novo senaô o conjuncto desses elementos, que generalisa e augmenta a efficacia de
cada um d'elles e o modo da preparaçâo que o torna
de uzo facil em viagem ou em caza. O nosso
medicamento conserva-se indefinidamente, o que
facilitará o seo uso, nos logares longinquos, em
viagem, emsumma, em toda a parte onde é dif-
ficultozo obterse os soccorros da medicina.

*O prospecto adiante completara estas indica-
çães summarias.*

# BISMUTO PHOSPHATADO

DE

## F. FAUCHET

Doutor em Medicina e Pharmaceutico de primeira classe,
**Boulevard de Clychy, 34, em Pariz.**

## CONFEITOS

Anti-Diarrheicos, Dysentericos e Cholericos.

A liga do sub-nitrato de bismuto e do Phosphato de cal, é uma preparação nova que reune a força de medicamentos, cuja efficacia naô é mais contestada.

Sob a forma de confeitos, o Bismuto phosphatado é agradabilissimo e inteiramente inoffensivo naô obstante o vigor de seos effeitos.

Este medicamento **fortifica o systema osseo, faz desapparecer as perturbaçoês digestivas do estomago e do intestino.** As *diarheas serosas, mucosas, dysentericas e choleri-forme*, emfim aquellas que sempre precedem o *insulto do cholera*, cessaô de prompto, quasi sempre **EM POUCAS HORAS**, com o emprego do Bismuto Phosphatado, que é um poderoso preservativo contra o cholera.

A efficacia d'este medicamento é sobre tudos notavel, em molestias identicas nas crianças, e n'aquellas de que a cima tratamos e nos adultos.

E' por excellencia a melhor das preparações para curar os *tuberculos mesentericos*, a *prostraçaô* e todas as desordens provenientes da dentiçaô e alimentaçaô impropriada infancia.

---

## MANEIRA DE TOMAR
*Contra as Diarrheas e fluxos intestinaes de qualques especie.*

A doze ordinaria para um adulto, é de **vinte e cinco** confeitos por dia; e para as crianças, de **dez a vinte**, conforme a edade.

Pode-se tomar como qualquer confeito ó ou com agoa.

Todavia é preferivel deitar vinte e cinco confeitos em cinco colheres d'agoa. Os confeitos liquefazem-se em alguns momentos, e obtem-se assim uma bebida muito saborosa, que se tomará de duas em duas horas; os adultos uma colher de sopa, e as crianças uma colher de café. — *E' necessario mexer o liquido antes de beber.*

Este preparado pode-se dar em clysteres, se o estado do doente o exigir.

Nos casos graves, as dozes a cima prescriptas podem ser-dobradas sem inconveniente.

O medico, que deverá sér sempre que for possivel châmado, em taes circumstancias, modificará se julgar necessario a maneira indicadá a cimá.

O regimen hygienico, a observar durante o tratamento, se limitará a dieta prescripta, ou pelo menos a naô comer senaô alimentos de facil dégestaô.

No caso de haver muita sêde, o doente beberá agoa de Arroz, de Gomma, ou uma infusaô fraca de plantas emolientes.

## COMO REPARADOR

*E fortificante do systema Osseo; e tambem contra as Dispepsas, Pituita, Azias, Colicas, Flatos, Tympanites, Borborigmos, Nevroses do estomago.*

O **Bismuto Phosphatado**, se tomará todos os dias em doze de dous ou trez confeitos, antes de cada refeiçaô.

**Preço do Frasco de 100 Confeitos : 4 francos.**

HUM UNICO FRASCO PODE CURAR VARIOS DOENTES.

F. FAUCHET.

*Doutor em Medicina e Pharmaceutico de 1ª classe.
34, Boulevard de Clychy, em Pariz.*

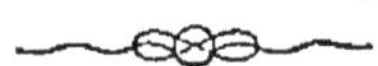

# OUTROS MEDICAMENTOS
### ESPECIAES

## ASSUCAR PURGATIVO AROMATISADO COM BAUNILHA

Purgaute agradavel e efficaz.
Provoca a evacuaçao da bilis e dos humores.
No tratamanto das dysenterias, toma-se simultaneamente com o **BISMUTO-PHOSPHATADO**
**Preço UM franco.**

# XAROPE CALMANTE PEITORAL

Poderoso na cura dos defluxos, bronchites agùdas, ou chronicas, asthma e irritaçoês dos pulmoês.

Impede as suffocccaçoês e facilita a expectoraçaô.

**Preço da garrafa — 1 fr. 50 c<sup>mos</sup>.**

---

# EXTRACTO FLUIDO DE QUINQUINANA

Para preparar-se instantaneamente excellente vinho quinado.

**A Doze PARA UMA GARRAFA : UM franco**

---

# POS DENTRIFICOS SUPERIORES

Cada Caixa : 2 fr.

Paris. — Typ. Morris père et fils, rue Amelot, 64.

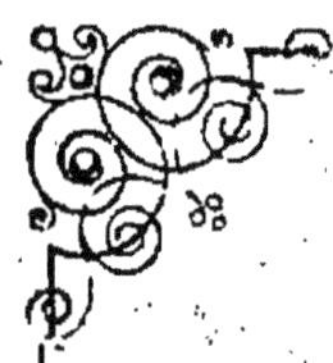

# TRADUCTIONS :



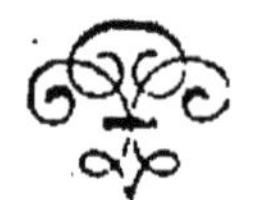

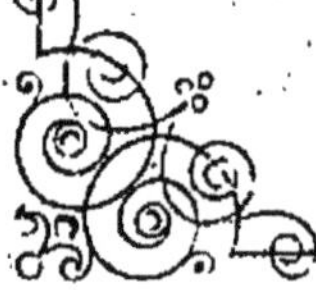

3091—Paris. Typ. MORRIS Père et Fils, rue Amelot, 64.